Dieta cetogénica

Recetas altas en grasa y bajas en carbohidratos para bajar de peso de forma saludable

(Dieta Cetogénica Y Vinagre De Sidra De Manzana)

Sabah Hernan

Tabla De Contenido

Introducción 1

Dieta Keto Y Cáncer 8

De Lo Que La Investigación Ha Descubierto Hasta Ahora, La Dieta Cetogénica Puede: 13

Alimentos Para Comer Con Moderación 15

Los Alimentos Que Deben Evitarse.....................16

¿Qué Es La Dieta Cetogénica?.............................17

¿Cuál Es La Dieta Cetogénica?.............................21

Cómo Funciona La Dieta Cetogénica...................23

¿Qué Son Las Cetonas?...25

Diferentes Tipos De Dieta Cetogénica S.............28

¿Cuánta Proteína, Grasa Y Carbohidratos Debe Comer En La Dieta Cetogénica?.............................31

¿Cuál Es La Diferencia Entre La Dieta Cetogénica Y La Baja En Carbohidratos?..........34

Alimentos Para Comer En La Dieta Keto..........36

Alimentos A Evitar En La Dieta Keto.................41

Beneficios Para La Salud De La Dieta Cetogénica 44

Cómo Saber Cuando Estás En Cetosis 48

Suplementos Para Apoyar La Dieta Cetogénica 49

Es Segura La Dieta Cetogénica? 52

Los Diferentes Componentes De Los Alimentos Entre Sí 54

Qué Alimentos Son Permitidos? 55

Qué Alimentos Deben Evitarse? 58

Ventajas Y Desventajas De La Dieta Cetogénica 61

Cuándo Es Útil Qué Tipo De Cuidado Al Cambiar A Una Dieta Cetogénica? 64

Atacar La Grasa Abdominal: La Dieta Cetogénica Apoya Su Proyecto De Esta Manera 66

Por Qué La Alimentación Cetogénica Es Una Dieta Para Reducir Peso Y Grasa? 67

De Qué Manera Conduce La Combinación De La Alimentación Cetogénica Y De Deporte A Mejores Resultados? 70

Recetas Para El Desayuno 71

Panqueques Ceto 71

Panecillos Ceto 73

Tortilla De Huevo Cetogénica Con Salmón 75

Queso Cottage De Coco Con Arándanos 77

Pan Ceto Bajo En Carbohidratos 79

Aguacate Con Huevo 81

Jarabe De Mantequilla 83

Pan De Pascua 85

Batido De Aguacate Y Espinacas 87

Pan Bajo En Carbohidratos De Microondas 89

Aros De Tocino 91

Waffles De Queso Cheddar 93

Quiche De Albahaca 95

Salsa Boloñesa 98

Espárragos Envueltos En Tocino 101

Pechuga De Pollo Rellena....................................103

Filete De Salmón Con Yogur 105

Panqueques De Salmón Y Queso.....................107

Sartén De Camarones Con Calabacín..............109

Muslos De Pollo Crujientes..............................111

Albóndigas De Sésamo Con Menta..................113

Salmón Sobre Una Cama De Calabacines.......115

Barquitos De Calabacín Con Atún 116

Pizza De Coliflor 119

Recetas Cetogénicas Para La Cena..................121

Muffins De Huevos Y Tocino...........................121

Nidos De Huevos...123

Magdalenas De Espárragos 125

Pizza De Atún 127

Brochetas De Camarones..................................129

Rollos De Pizza 130

Berenjenas Con Tomate Y Mozzarella............132

Mini Pizza Con Berenjenas..............................133

Introducción

La comida actualmente se ha convertido en más que la pura ingesta de alimentos para nosotros. Por lo tanto, al cuerpo no se le debe suministrar solo energía, nutrientes y líquidos. Especialmente en nuestra civilización occidental, comer y beber hace mucho que ha alcanzado una dimensión casi filosófica. Esto es lo que muchos expertos en ética consideran un verdadero problema de lujo: Podemos permitirnos profundizar en nuestras dietas por el simple hecho de nuestro bienestar. Hay que reportar positivamente aquí que la minoría de los europeos mejor acomodados económicamente se complace en la gula sin restricciones, lo que definitivamente sería el peor tipo de ingesta de alimentos. Esto es válido por términos éticos, pero sobre todo por aspectos de salud. La mayoría de las personas desea alimentarse de tal manera que haga algo bueno para su salud, y sin embargo, sea éticamente responsable, no gaste demasiado dinero y tampoco tenga que renunciar a todo el disfrute. Es cierto que esto suena como una verdadera cuadratura del círculo, para la cual se ofrecen innumerables soluciones.Estas soluciones incluyen, en primer lugar, las filosofías nutricionales puras, que sus seguidores no encuentran por razones de salud. Aquí se deben mencionar principalmente la dieta vegetariana y completamente vegana. Adicionalmente, hay dietas o formas de nutrición especiales que las personas eligen debido a consideraciones de salud. Las palabras clave aquí son "bajos en carbohidratos", "bajos en grasa" o "sin azúcar" de quienes esperan una reducción de su peso corporal y la recuperación de la condición física. Otras personas deben prestar atención a una dieta especial porque no pueden tolerar ciertos alimentos o incluso son alérgicas a ellos. Fenómenos como la intolerancia a la lactosa o la intolerancia al gluten (la enfermedad celíaca) se han observado cada vez más durante los últimos años. Algunas de ellos figuran entre los expertos como "enfermedades de la civilización" porque son casi desconocidos entre los pueblos primitivos. Para los afectados, sin embargo, tal nombre no cambia absolutamente nada.

La dieta cetogénica se ocupa de ambos aspectos, tanto de una filosofía nutricional así como también de ciertas dietas y, precisamente por lo tanto, no puede ser empujada en un cajón. Ya hace muchas décadas, los expertos observaron que la dieta cetogénica puede soportar numerosas funciones corporales y, por lo tanto, contribuir al bienestar. Algunos expertos también están de acuerdo en que la dieta cetogénica puede curar ciertas enfermedades, aliviar sus síntomas o atenuar el curso de la enfermedad. En este contexto, se nombran ciertas formas de epilepsia, así como las enfermedades del sistema cardiovascular, además del Parkinson y del Alzheimer. Para la mayoría de los partidarios de la dieta cetogénica no es una forma de dieta, sino simplemente una forma de alimentación específica. Con ello casi siempre se enfatiza que no se tienen que temer los ataques de hambre y tampoco se tiene que renunciar al placer culinario. Aunque todos los partidarios de la dieta cetogénica están de acuerdo en que la fase de transición no es fácil. Esto se debe a que el cuerpo humano primero debe adaptarse a la nueva forma de alimentación, lo que implica algo de paciencia y de disciplina. Después de eso, uno puede lidiar con la nueva dieta sin ningún problema, especialmente porque va de la mano con un buen aumento en el estado físico, el rendimiento físico y mental y el bienestar general. Y además, con el peso corporal   ideal.

En los siguientes capítulos, el funcionamiento de la dieta cetogénica se describirá con más detalle. ¿Qué hay exactamente detrás de esta dieta? ¿Qué hay que tomar en cuenta? ¿Cómo perciben los expertos la dieta cetogénica? ¿Y es realmente una forma de alimentación sana? Ciento veinte recetas, que son bastante fáciles de recrear en casa, despiertan el apetito para acercarse a la dieta cetogénica en un auto experimento   culinario.

DIETA KETO Y CÁNCER

El cáncer se ha convertido en una enfermedad grave en nuestra sociedad moderna. Si bien el cáncer no era un factor importante antes del siglo XX), nuestra dieta moderna y nuestro estilo de vida sedentario han convertido al cáncer en la segunda causa principal de muerte.

Si bien cualquier tratamiento contra el cáncer debe ser guiado por su médico, es una buena idea hablar sobre la dieta ceto y lo que puede hacer para ayudar en el tratamiento de esta enfermedad.

Una dieta ceto específica para el cáncer puede contener hasta un 90 por ciento de grasa. Hay una muy buena razón para eso. Lo que los médicos saben es que las células cancerosas se alimentan de carbohidratos y azúcar. Esto es lo que les ayuda a crecer y multiplicarse en número.

Como hemos visto, la dieta ceto reduce drásticamente nuestro consumo de carbohidratos y azúcar a medida que se altera nuestro metabolismo. Lo que hace la dieta ceto, en esencia, es eliminar el "alimento" del que se alimentan las células cancerosas y las mata de hambre. El resultado es que las células cancerosas pueden morir, multiplicarse a un ritmo más lento o disminuir.

Otra razón por la **cual una dieta ceto puede retrasar el crecimiento de las células cancerosas** es que al reducir las calorías, las células cancerosas tienen menos energía para desarrollarse y crecer en primer lugar. La insulina también ayuda a las células a crecer. Dado que la dieta ceto reduce el nivel de insulina, ralentiza el crecimiento de las células tumorales.

Cuando está en la dieta ceto, el cuerpo produce cetonas. Mientras que el cuerpo es alimentado por cetonas, las células cancerosas no lo son. Por lo tanto, un estado de cetosis puede ayudar a reducir el tamaño y el crecimiento de las células cancerosas.

Un estudio monitoreó el crecimiento de tumores en pacientes que padecen cáncer del tracto digestivo. De aquellos pacientes que recibieron una dieta alta en carbohidratos, los tumores mostraron un crecimiento del 32.2 por ciento. Los pacientes con una dieta ceto mostraron un crecimiento del 24,4por ciento en su tumor. La diferencia es bastante significativa.

Otro estudio incluyó a cinco pacientes que combinaron quimioterapia con una dieta ceto. Tres de estos pacientes entraron en remisión. Dos pacientes vieron una progresión de la enfermedad cuando abandonaron la dieta ceto.

Se necesitan más estudios, pero estos números son alentadores.

La dieta ceto puede ayudar a prevenir la aparición de cáncer en pacientes diabéticos en primer lugar. Las personas con diabetes tienen un mayor nivel de riesgo de desarrollar cáncer debido a los niveles elevados de azúcar en la sangre. Dado que la dieta cetogénica es extremadamente efectiva para disminuir los niveles de azúcar en la sangre, puede prevenir la aparición inicial de cáncer.

De lo que la investigación ha descubierto hasta ahora, la dieta cetogénica puede:

1. Detener el crecimiento de las células cancerosas.

2. Ayuda a reemplazar las células cancerosas con células sanas.

3. Cambie el metabolismo del cuerpo y permita que el cuerpo "muera de hambre" las células cancerosas al privarlas de la nutrición necesaria.

4. Al reducir el nivel de insulina del cuerpo, el cuerpo cetogénico puede prevenir la aparición de células cancerosas.

En una dieta cetogénica específicamente para el cáncer, las grasas deben ser del 75 al 90 por ciento, las proteínas del 15 al 20 por ciento y menos del 5 por ciento de carbohidratos.

Alimentos para comer

1. Huevo, incluidas las yemas

2. Todas las verduras de hoja verde, así como coliflor, aguacate, champiñones, pimientos, pepinos y tomates.

3. Al elegir productos lácteos, opte por la versión con grasa completa de quesos, mantequilla, crema agria, yogur y leche.

4. Coma nueces como nueces, almendras, avellanas y semillas de girasol y calabaza.

Alimentos para comer con moderación

1. Tome una porción de vegetales de raíz, como ñames, chirivía, zanahorias y nabos por día.

2. Las frutas contienen azúcar, así que trátalas como dulces. Una pieza pequeña por día.

3. Una copa de vino seco, vodka, whisky y brandy una vez por semana.

No hay cócteles con azúcares.

4. Una pequeña pieza de chocolate con un contenido de cacao del 75 por ciento o más una vez por semana.

Los alimentos que deben evitarse

1. Cualquier alimento que contenga azúcar, incluidos los cereales; refrescos, jugos y bebidas deportivas, dulces y chocolate. Limite los edulcorantes artificiales tanto como sea posible.

2. Alimentos ricos en almidón como pastas y papas, panes, papas fritas y papas fritas, aceites de cocina y margarina.

3. Todas las cervezas.

¿QUÉ ES LA DIETA CETOGÉNICA?

La dieta ceto es una dieta baja en carbohidratos o cero, pero difiere de otras dietas bajas en carbohidratos (como Paleo) en que manipula deliberadamente las proporciones de carbohidratos, grasas y proteínas para convertir la grasa en la principal fuente de combustible del cuerpo. Nuestros cuerpos están acostumbrados a usar carbohidratos como combustible. Las grasas, que es una fuente secundaria de combustible, rara vez se aprovechan. Eso significa que la grasa extra se almacena y sigue aumentando las libras.

Las únicas formas de reducir la grasa en una dieta "normal" son consumir menos grasa y hacer mucho ejercicio para aumentar el gasto de energía sobre la ingesta diaria de calorías, por lo que la mayoría de las personas no pierden peso con una dieta convencional.

Por otro lado, la dieta cetogénica usa grasa como combustible, lo que significa que se usa en lugar de almacenarse. Entonces, la pérdida de peso se vuelve fácil. Además de la pérdida de peso, la dieta cetogénica se conoce como la dieta "curativa". Se ha demostrado que la falta de ingesta de azúcar ayuda y previene muchas enfermedades, como enfermedades cardíacas, presión arterial alta, cáncer, epilepsia y muchos síntomas del envejecimiento.

La manipulación de carbohidratos, grasas y proteínas es esencial para entrar en cetosis. Es un estado en el que el cuerpo, privado de los carbohidratos y el azúcar habituales, se ve obligado a utilizar la grasa como combustible principal. Por lo tanto, la proporción de grasas y proteínas es significativamente mayor que la de los carbohidratos en general.

Por supuesto, consumir menos carbohidratos también significa reducir la cantidad de insulina en su cuerpo. Menos insulina; Menos almacenamiento de glucosa y grasa. Es por eso que la dieta ceto ha tenido tanto éxito en ayudar a las personas con diabetes. Ajusta el nivel de azúcar de forma natural.

La proporción de carbohidratos, grasas y proteínas puede variar. Muchas personas se permiten hasta 50 gramos de carbohidratos al día y aún así pierden peso. En un régimen más estricto, la ingesta de carbohidratos puede ser de entre 15 y 20 gramos diarios. Cuantos menos carbohidratos, más rápido es la pérdida de peso, pero la dieta es muy flexible.

En la dieta ceto, no cuenta las calorías. Cuenta los carbohidratos y ajusta la ingesta de carbohidratos frente a grasas y proteínas. Una dieta cetogénica típica obtendrá 60 por ciento de sus calorías de grasas, 15 a 25 por ciento de calorías de proteínas y 25 por ciento de calorías de carbohidratos. La única limitación en la dieta es el azúcar, que debes evitar.

La dieta cetogénica no es una moda pasajera. Muchos estudios científicos han demostrado los beneficios y los efectos curativos de la cetosis. Discuta la dieta cetogénica con su médico si está interesado en consumir menos azúcar, perder peso o como medidas preventivas contra problemas de salud vulnerables.

¿Cuál Es La Dieta Cetogénica?

El propósito de la dieta keto es meter su cuerpo en cetosis y quemar grasas en lugar de carbohidratos para combustible. Esta dieta incluye altas cantidades de grasa, cantidades adecuadas de proteína y bajos niveles de carbohidratos.

Por lo general, la dieta keto utiliza las siguientes proporciones de macronutrientes:

• 20-30% de las calorías de la proteína

• 70-80% de calorías de grasas saludables (como ácidos grasos omega-3, aguacates, aceite de oliva, aceite de coco y mantequilla alimentada con hierba)

• 5% o menos de calorías de carbohidratos (para la mayoría de las personas, eso es como máximo 30 Para 50 gramos de carbohidratos netos por día)

Las dietas médicas de keto, como las que los médicos prescriben para niños con epilepsia, son más graves. Por lo general incluyen aproximadamente 90% grasa, 10% proteína, y lo más cerca posible de cero carbohidratos.

A través de la descomposición de los macronutrientes, usted es capaz de cambiar la forma en que su cuerpo utiliza la energía. Para entender completamente el proceso, es importante comprender cómo su cuerpo utiliza la energía en primer lugar.

Cómo Funciona La Dieta Cetogénica

Cuando comes una dieta rica en carbohidratos, tu cuerpo convierte esos carbohidratos en glucosa (azúcar en la sangre) que aumenta tus niveles de azúcar en sangre.

Cuando los niveles de azúcar en la sangre aumentan, indican a su cuerpo que cree insulina, una hormona que lleva glucosa a las células para que pueda ser utilizada para la energía. Esto es lo que se conoce como un pico de insulina.

La glucosa es la fuente de energía preferida de tu cuerpo. Mientras sigas comiendo carbohidratos, tu cuerpo seguirá convirtiéndolos en azúcar que luego se quema para obtener energía. En otras palabras, cuando la glucosa está presente, su cuerpo se negará a quemar sus reservas de grasa.

Su cuerpo comienza a quemar grasa mediante la eliminación de carbohidratos. Esto agota las reservas de glucógeno (glucosa almacenada), dejando a su cuerpo sin otra opción que empezar a quemar sus reservas de grasa. El cuerpo comienza a convertir los ácidos grasos en cetonas, poniendo el cuerpo en un estado metabólico conocido como cetosis.

¿Qué Son Las Cetonas?

En la cetosis, el hígado convierte los ácidos grasos en cuerpos cetónicos o cetonas. Estos subproductos se convierten en la nueva fuente de energía de su cuerpo. Cuando disminuyes la ingesta de carbohidratos y reemplazas esas calorías con grasas y carbohidratos saludables, tu cuerpo responde convirtiéndose en keto-adaptado, o más eficiente en la quema de grasa. Hay tres cetonas primarias:

- Acetona
- Acetoacetato

En un estado de cetosis, las cetonas toman el lugar de los carbohidratos para la mayoría de los propósitos. Su cuerpo también se basa en la gluconeogénesis, la conversión de glicerol, lactato, y aminoácidos en glucosa, para evitar que los niveles de azúcar en la sangre de conseguir peligrosamente bajo.

Lo más importante, nuestros cerebros y otros órganos pueden usar cetonas para obtener energía más fácilmente que los carbohidratos.

Es por eso que la mayoría de las personas experimentan mayor claridad mental, mejor estado de ánimo, y reducción del hambre en keto.

Estas moléculas también tienen efectos antioxidantes y antiinflamatorios, lo que significa que pueden ayudar a revertir y reparar el daño celular a menudo causado por comer azúcar en exceso, por ejemplo.

La cetosis ayuda a que el cuerpo funcione en la grasa corporal almacenada cuando los alimentos no están disponibles fácilmente. Del mismo modo, la dieta keto se centra en "morir de hambre" tu cuerpo de carbohidratos, cambiarte a un estado de quema de grasa.

Diferentes Tipos De Dieta Cetogénica S

Existen cuatro tipos principales de dietas cetogénicas. Cada uno adopta un enfoque ligeramente diferente a la ingesta de grasa frente a la ingesta de carbohidratos. Al decidir qué método funciona mejor para usted, tenga en cuenta sus metas, nivel de aptitud y estilo de vida.

Esta es la versión más común y recomendada de la dieta keto. Aquí, te quedas dentro de 20-50 gramos de carbohidratos netos por día, centrándote en la ingesta adecuada de proteínas y la ingesta alta en grasas.

Si usted es una persona activa, este enfoque podría funcionar mejor para usted. El keto dirigido implica comer aproximadamente 25-

50 gramos de carbohidratos netos o menos 30 minutos a una hora antes del ejercicio.

Si keto te parece intimidante, este es un excelente método para empezar. Aquí, usted ciclo entre los períodos de comer una dieta baja en carbohidratos durante varios días, seguido de un período de comer alto carbohidratos (típicamente dura varios días).

Dieta de Keto con Alto Contenido de Proteínas

Este enfoque es muy similar al enfoque estándar. La principal diferencia es la ingesta de proteínas. Aquí aumentas considerablemente la ingesta de proteínas. Esta versión de la dieta keto es más similar al plan de dieta Atkins que los otros.

Nota: El método SKD es la versión más utilizada e investigada de keto. Por lo tanto, la mayoría de la información a continuación pertenece a este método estándar.

¿Cuánta Proteína, Grasa Y Carbohidratos Debe Comer En La Dieta Cetogénica?

La grasa, la proteína y los carbohidratos se conocen como macronutrientes. En general, la descomposición de macronutrientes para una dieta keto es:

• Carbohidratos: 5-10%

• Proteína: 20-25%

• Grasa: 75-80% (a veces más para ciertas personas)

Los macronutrientes parecen ser la piedra angular de cualquier dieta keto, pero contrariamente a la opinión popular, no hay una sola proporción de macronutrientes que funcione para todos.

En su lugar, va a tener un conjunto completamente único de macros basadas en:

• Objetivos físicos y mentales

• Historial de salud

• Nivel de actividad

La mejor manera de averiguar estos números rápidamente es utilizar la calculadora gratuita Perfect Keto.

Ingesta de carbohidratos

Para la mayoría de las personas, un rango de 20-50 gramos de ingesta de carbohidratos por día es ideal. Algunas personas pueden ir tan alto como 100 gramos por día y permanecer en cetosis.

Ingesta de proteínas

Para determinar cuánta proteína consumir, tenga en cuenta la composición corporal, el peso ideal, el sexo, la altura y el nivel de actividad. Idealmente, usted debe consumir 0.8 gramos de proteína por libra de masa corporal magra. Esto evitará la pérdida muscular.

Y no te preocupes por comer keto de proteína "demasiado", no te echará la cetosis.

Ingesta de grasa

Después de calcular el porcentaje de calorías diarias que deben provenir de proteínas y carbohidratos, totalizar los dos números, y restar de 100. Ese número es el porcentaje de calorías que deben provenir de la grasa.

El conteo de calorías no es necesario en keto, ni debe ser necesario. Cuando comes una dieta rica en grasas, es más saciante que una dieta rica en carbohidratos y azúcar. Generalmente, esto reduce tus posibilidades de comer en exceso. En lugar de contar calorías, presta atención a tus niveles macro.

¿Cuál Es La Diferencia Entre La Dieta Cetogénica Y La Baja En Carbohidratos?

La dieta keto a menudo se amontona con otras dietas bajas en carbohidratos. Sin embargo, la principal diferencia entre keto y bajo en carbohidratos son los niveles de macronutrientes. En la mayoría de las variaciones de keto, 45% de sus calorías o más vendrá de la grasa, para ayudar a la transición de su cuerpo a cetosis. En una dieta baja en carbohidratos, no hay una ingesta diaria especificada de grasa (u otros macronutrientes).

Los objetivos entre estas dietas también varían. El objetivo del keto es entrar en la cetosis, destetando su cuerpo de la glucosa ardiente para combustible a largo plazo. Con una dieta baja en carbohidratos, es posible que nunca ingreses cetosis. De hecho, algunas dietas cortan los carbohidratos a corto plazo, luego los agregan de nuevo.

Alimentos Para Comer En La Dieta Keto

Ahora que entiendes los conceptos básicos detrás de la dieta keto, es hora de hacer tu lista de compras de alimentos con bajo contenido de carbohidratos y llegar a la tienda de comestibles.

En la dieta keto, disfrutarás de alimentos ricos en nutrientes y evitarás los ingredientes ricos en carbohidratos.

Carne, Huevos, Nueces y Semillas

Elija siempre la carne de la más alta calidad que pueda permitirse, seleccionando carne de res orgánica y alimentada con pasto siempre que sea posible, pescado capturado en la naturaleza y aves de corral, cerdo y huevos criados en pastos.

Las nueces y las semillas también están bien y se comen mejor crudos.

• Carne de res: bistec, ternera, asado, carne molida y guisos

• Aves de corral: pechugas de pollo, codornices, pato, pavo y caza silvestre

• Lomo de cerdo, solomillo, chuletas, jamón y tocino sin azúcar

• Pescado: caballa, atún, salmón, trucha, fletán, bacalao, bagre y mahi-mahi

• Caldo de hueso: caldo de hueso de ternera y caldo de hueso de pollo

• Marisquería: ostras, almejas, cangrejo, mejillones y langosta

• Carnes de órganos: corazón, hígado, lengua, riñón y despojos

• Huevos: endiados, fritos, revueltos y hervidos

• Cordero

• Cabra

• Nueces y semillas: nueces de macadamia, almendras y mantequilla de nueces

Vegetales con bajo contenido de carbohidratos
Las verduras son una gran manera de obtener una dosis saludable de micronutrientes, evitando así las deficiencias de nutrientes en keto.

• Verdes de hoja, como col rizada, espinacas, acelva suiza y rúcula

• Verduras crucíferas, incluyendo repollo, coliflor y calabacín

• Lechugas, incluyendo iceberg, romana y cabeza de mantequilla

• Verduras fermentadas como el chucrut y el kimchi

• Otras verduras como champiñones, espárragos y apio

Lácteos Keto-Friendly

Elija la más alta calidad que pueda permitirse razonablemente, seleccionando productos lácteos alimentados con pasto, con grasa entera y orgánica siempre que sea posible. Evite productos lácteos bajos en grasa o sin grasa o con alto contenido de azúcar.

• Mantequilla y ghee alimentados con hierba

• Crema pesada y crema batida pesada

• Productos lácteos fermentados como yogur y kéfir

• Crema agria

• Quesos duros y blandos

Frutas con bajo contenido de azúcar

Acércate a la fruta con precaución en keto, ya que contiene altas cantidades de azúcar y carbohidratos.

• Aguacates (la única fruta que se puede disfrutar en abundancia)

• Bayas orgánicas como frambuesas, arándanos, fresas y arándanos (un puñado al día)

Grasas y aceites saludables

Las fuentes de grasa saludables incluyen mantequilla alimentada con pasto, sebo, ghee, aceite de coco, aceite de oliva, aceite de palma sostenible y aceite de MCT.

• Mantequilla y ghee

• Manteca de cerdo

• Mayonesa

• Aceite de coco y mantequilla de coco

• Aceite de linajas

• Aceite de oliva

• Aceite de semilla de sésamo

• Aceite MCT y polvo MCT

• Aceite de nuez

- Aceite de oliva
- Aceite de aguacate

Alimentos A Evitar En La Dieta Keto

Es mejor evitar los siguientes alimentos en la dieta keto debido a su alto contenido de carbohidratos. Cuando empieces con keto, purga el refrigerador y los armarios, dona los objetos sin abrir y tira el resto.

Granos

Los granos están cargados de carbohidratos, por lo que es mejor mantenerse alejado de todos los granos en keto. Esto incluye cereales integrales, trigo, pasta, arroz, avena, cebada, centeno, maíz y quinua.

Frijoles y legumbres

Mientras que muchos veganos y vegetarianos dependen de los frijoles por su contenido en proteínas, estos alimentos son increíblemente altos en carbohidratos. Evite comer frijoles, garbanzos, frijoles negros y lentejas.

Frutas con alto contenido de azúcar

Mientras que muchas frutas están llenas de antioxidantes y otros micronutrientes, también son altas en fructosa, que pueden fácilmente echarte de la cetosis.

Evite las manzanas, mangos, piñas y otras frutas (con la excepción de pequeñas cantidades de bayas).

Almidón Veggies

Evite las verduras con almidón como papas, batatas, ciertos tipos de calabaza, perejil y zanahorias.

Al igual que la fruta, hay beneficios para la salud relacionados con estos alimentos, pero también son muy altos en carbohidratos.

Azúcar

Esto incluye pero no se limita a postres, edulcorantes artificiales, helados, batidos, refrescos y jugo de fruta.

Incluso los condimentos como el ketchup y la salsa barbacoa generalmente están llenos de azúcar, así que asegúrate de leer las etiquetas antes de agregarlas a tu plan de comidas. Si desea algo dulce, pruebe una receta de postre keto-friendly hecha con edulcorantes bajos en glucemia (como stevia o eritritol) en su lugar.

Alcohol

Algunas bebidas alcohólicas son bajas en glucemia y apropiadas para la dieta cetogénica. Sin embargo, tenga en cuenta que cuando bebe alcohol, su hígado procesará preferentemente el etanol y dejará de producir cetonas.

Si estás en la dieta keto para bajar de peso, mantén el consumo de alcohol al mínimo. Si desea un cóctel, apéguese a los mezcladores con bajo contenido de azúcar y evite la mayoría de la cerveza y el vino.

Beneficios Para La Salud De La Dieta Cetogénica

La dieta cetogénica se ha asociado con increíbles beneficios para la salud que se extienden mucho más allá de la pérdida de peso. Estas son solo algunas maneras en las que keto puede ayudarte a sentirte mejor, más fuerte y más lúcido.

Keto para bajar de peso

Probablemente la razón principal que hizo keto famoso: pérdida de grasa sostenible. Keto puede ayudar a disminuir significativamente el peso corporal, grasa corporal, y la masa corporal manteniendo la masa muscular.

Keto para niveles de resistencia

La dieta cetogénica puede ayudar a mejorar los niveles de resistencia para los atletas. Sin embargo, puede tomar tiempo para que los atletas se ajusten a la quema de grasa en lugar de glucosa para la energía.

Keto para la salud intestinal

Varios estudios han demostrado un vínculo entre la ingesta baja de azúcar y una mejora en los síntomas del síndrome del intestino irritable (SII). Un estudio demostró que la dieta cetogénica puede mejorar el dolor abdominal y la calidad de vida general en las personas con SII.

Keto para la Diabetes

La dieta cetogénica puede ayudar a equilibrar los niveles de glucosa en sangre e insulina. La disminución del riesgo de resistencia a la insulina puede ayudar a prevenir enfermedades metabólicas como la diabetes tipo 2.

Keto para la salud del corazón

La dieta keto puede ayudar a reducir los factores de riesgo de enfermedades cardíacas, incluida la mejora en los niveles de colesterol HDL, presión arterial, triglicéridos y colesterol LDL (relacionado con la placa en las arterias).

Keto para la salud del cerebro

Cuerpos cetónicos se han relacionado con posibles beneficios neuroprotectores y antiinflamatorios. Por lo tanto, la dieta keto puede apoyar a aquellos con condiciones como el Parkinson y enfermedades de Alzheimer, entre otras condiciones cerebrales degenerativas.

Keto para la epilepsia

La dieta cetogénica fue creada a principios del siglo XX para ayudar a prevenir las convulsiones en pacientes epilépticos, especialmente los niños. Hasta el día de hoy, la cetosis se utiliza como método terapéutico para aquellos que sufren de epilepsia.

Keto para PMS

Se estima que el 95% de las mujeres experimentan uno o más síntomas asociados con el síndrome premenstrual.

La dieta keto puede ayudar a equilibrar el azúcar en la sangre, combatir la inflamación crónica, aumentar las reservas de nutrientes y aplastar los antojos, todo lo cual puede ayudar a aliviar los síntomas del síndrome premenstrual.

Cómo Saber Cuando Estás En Cetosis

La cetosis puede ser un área gris, ya que hay diferentes grados de ella. En general, a menudo puede tomar alrededor de 1-3 días para alcanzar la cetosis completa.

La mejor manera de monitorear sus niveles de cetona es a través de pruebas, que se puede hacer desde casa. Cuando usted come en la dieta cetogénica, el exceso de cetonas se derraman en varias áreas del cuerpo. Esto le permite medir sus niveles de cetona de varias maneras:

• En la orina con una tira reactiva

• En la sangre con un medidor de glucosa

• En la respiración con un medidor de aliento

Cada método tiene sus ventajas y desventajas, pero medir las cetonas en la sangre es a menudo el más eficaz. Aunque es el más asequible, las pruebas de orina suelen ser el método menos preciso.

Suplementos Para Apoyar La Dieta Cetogénica

Suplementos son una manera popular para maximizar los beneficios de la dieta cetogénica. Agregar estos suplementos junto con un saludable, plan de dieta de keto de alimentos integrales puede ayudarle a sentirse lo mejor mientras apoya sus objetivos de salud.

Cetonas exógenas

Las cetonas exógenas son cetonas suplementarias, generalmente betahidroxibutirato o acetoacetato, que ayudan a darte ese impulso extra de energía. Usted puede tomar cetonas exógenas entre comidas o para una ráfaga rápida de energía antes de un entrenamiento.

MCT Oil and Powder

Los MCT (o triglicéridos de cadena media) son un tipo de ácido graso que su cuerpo puede convertir en energía de manera rápida y eficiente. Los MCT se extraen de cocos y se venden principalmente en forma líquida o en polvo.

Proteína de colágeno

El colágeno es la proteína más abundante en el cuerpo, apoyando el crecimiento de articulaciones, órganos, cabello y tejidos conectivos. Los aminoácidos de los suplementos de colágeno también pueden ayudar con la producción de energía, reparación del ADN, desintoxicación, y la digestión saludable.

Suplementos de micronutrientes

Keto Micro Greens proporciona todos sus micronutrientes en una cuchara conveniente. Cada tamaño de porción contiene 14 porciones de 22 frutas y verduras diferentes, además de hierbas y grasas MCT para ayudar con la absorción.

Proteína de suero de leche

Suplementos de suero de leche son algunos de los mejores suplementos estudiados para el apoyo de pérdida de peso, ganancia muscular, y la recuperación. Asegúrese de elegir solo suero de leche alimentado con hierba y evite los polvos con azúcar o cualquier otro aditivo que pueda aumentar el azúcar en la sangre.

Electrolitos

El equilibrio de electrolitos es uno de los componentes más críticos, pero más pasados por alto, de una experiencia de dieta keto exitosa. Ser keto puede hacerte excretar más electrolitos de lo habitual, así que tienes que reponerlos tú mismo, un hecho que pocos saben al comenzar su viaje keto.

Añade más sodio, potasio y calcio a tu dieta o toma un suplemento que pueda ayudar a apoyar a tu cuerpo.

Es Segura La Dieta Cetogénica?

La cetosis es segura y un estado metabólico natural. Pero a menudo se confunde con un estado metabólico altamente peligroso llamado cetoacidosis, que se ve comúnmente en personas con diabetes.

Tener niveles de cetona en el rango de 0.55.0mmol/L no es peligroso, pero puede causar una gama de problemas inofensivos conocidos como la "gripe de keto."

Síntomas de la gripe keto

Muchas personas tienen que lidiar con efectos secundarios comunes a corto plazo similares a los síntomas de la gripe a medida que se vuelven adaptadas a la grasa. Estos síntomas temporales son subproductos de deshidratación y niveles bajos de carbohidratos mientras el cuerpo se ajusta. Pueden incluir:

• Dolores de cabeza

• Letargo

- Náuseas

- Niebla cerebral

- Dolor de estómago

- Baja motivación

Los síntomas de la gripe keto a menudo se pueden acortar tomando suplementos de cetona, que puede ayudar a hacer la transición a la cetosis mucho más fácil.

los diferentes componentes de los alimentos entre sí

La dieta típica occidental, según lo recomendado por la Sociedad Alemana para la Nutrición (DGE), consiste en aproximadamente un 50% de carbohidratos y aproximadamente un tercio de grasas comestibles. El resto se compone de proteínas. En la dieta cetogénica se mueven fuertemente estos números. Aquí, el 60% al 90% de las calorías consisten de grasas dietéticas, un máximo del 20% de proteínas y como mucho un 15% de carbohidratos. **Varios expertos en ceto mencionan diferentes cantidades aquí, por lo que esta información debe entenderse como una guía que deliberadamente deja un margen de acción generoso. En general, también está circulando la cantidad de ingesta neta diaria de carbohidratos de hasta 40 gramos. La fibra** dietética que no proporciona calorías y por lo tanto no afecta los niveles de azúcar en la sangre no se toma en cuenta para esto.

<u>GRASAS:</u>

La base de la dieta cetogénica está compuesta por **grasas comestibles**. Estas también pueden ser grasas y aceites que aún fueron considerados poco saludables hace unos años. El ejemplo clásico de esto es el aceite de coco, pero también todos los tipos de grasa animal. Se recomiendan especialmente **el aceite de coco, el aceite de palma, el aceite de oliva, el aceite de aguacate, el aceite de macadamia y las grasas animales como la mantequilla, la manteca de cerdo o el sebo.**

<u>FRUTAS Y VERDURAS:</u>

Muchas frutas y verduras contienen grandes cantidades de carbohidratos. Es por eso que siempre se debe estar atento al máximo diario cuando se consumen. Pero se pueden comer bayas como **zarzamoras, frambuesas, grosellas, uva espina, arándanos o fresas**. Incluso las **nueces** se consideran un bocadillo saludable y absolutamente cetogénico, a menos que hayan sido sazonadas anteriormente.

CARNE Y PESCADO

La carne y el pescado son bienvenidos en una dieta cetogénica, incluso deberían de formar parte de ella. Por supuesto, idealmente deberían ser sobre todo de calidad orgánica. La carne y el pescado contienen muchas grasas, proteínas y minerales que son beneficiosos para la salud humana. Sin embargo, la carne o el pescado no se deben comprar como alimentos procesados, ya que los nitritos, nitratos, azúcares o el glutamato de sodio no tienen nada que ver en una dieta cetogénica. Aquellos que gustan de comer carne grasosa, pueden alegrarse, porque la misma debería preferirse. Sin embargo, en la carne magra, la grasa faltante puede ser compensada por otras grasas y aceites en los alimentos.

AZÚCARES Y EDULCORANTES:

Este es probablemente el aspecto más controvertido de la dieta cetogénica. Respecto al azúcar, por supuesto, se siguen estando unánime: Consiste de carbohidratos puros y, por lo tanto, es tabú. Sin embargo, los edulcorantes son tratados polémicamente. Algunos expertos consideran que **la estevia, la sacarina, el aspartamo y los alcoholes de azúcar, xilitol y eritritol**, son seguros de consumir. Para otros, sin embargo, tienen un estatus poco mejor que el azúcar. Dado que aparentemente la mayoría de los expertos opinan que los edulcorantes casi sin calorías no tienen efecto en el nivel de insulina y, por lo tanto, tampoco en las cetonas, este libro sigue esta opinión. Por supuesto, junto con la recomendación de mantener el consumo diario de edulcorantes lo más bajo posible. Por lo tanto, no es recomendable cubrir grandes cantidades de calorías con postres.

ALCOHOL:

Que el alcohol en grandes cantidades es dañino ha sido probado desde hace mucho tiempo y, en este sentido, no tiene nada que ver con la dieta cetogénica.

Sin embargo se permiten cantidades menores de alcohol, si se apuesta por las bebidas correctas. Se puede beber **vino espumoso seco, vino seco o whisky**, siempre que no se exceda con el consumo.

Qué alimentos deben evitarse?

CEREALES Y PRODUCTOS DE CEREALES: Comencemos con, posiblemente, el mayor punto de fricción al cambiar a una dieta cetogénica. Porque sería considerado casi blasfemo por algunas personas poner **el grano** en el índice. Peor aún se percibe que **los panecillos, las pastas y los cereales o la granola** estén prohibidos. No nos engañemos: El grano es la base alimenticia de la mayoría de las personas. ¡La renuncia completa es por lo tanto un esfuerzo realmente difícil! ARROZ Y MAÍZ:

Aunque estos no son granos "reales", de todas maneras tienen propiedades muy similares, ya que proporcionan, por ejemplo, muchos carbohidratos. Y desafortunadamente, como muchos cereales, a menudo se encuentran en forma procesada. Por lo tanto, **las palomitas de maíz y el arroz inflado** no son cetogénicos y no deben comerse.

<u>Patatas y batatas:</u>

El cultivo y el consumo de estos tubérculos con almidón aumentaron significativamente en el siglo XIX. En particular, Federico el Grande de Prusia vio en ellos un alimento básico, ya que es fácil de cultivar y proporciona muchas calorías. Sin embargo, estas son calorías basadas en carbohidratos. Por lo tanto, en el índice están las papas en cualquier forma: **patatas hervidas, patatas asadas, rösti, papas fritas, puré de patatas, croquetas o chips de patatas.** Por supuesto, todo esto también se aplica a **la variedad del camote.**

<u>Azúcar y miel:</u>

Estos productos consisten principalmente de

carbohidratos de cadena corta y, por lo tanto, son particularmente dañinos de acuerdo con la dieta cetogénica. Lo mismo aplica al **jarabe de remolacha, jarabe de arce o jugo de agave**.

FRUTAS SECAS:

Si bien se pueden consumir frutas frescas, se deben evitar las **frutas secas**. Esto es debido a que por el proceso de deshidratación, la dulzura contenida se convierte en azúcar rico en calorías.

Ventajas y desventajas de la dieta cetogénica

Para decirlo de una vez, la dieta cetogénica no es la sabiduría última que, idealmente, debería ser seguida por toda la humanidad. Es solo una forma de nutrición dirigida a grupos específicos de personas. En estas, pueden contribuir a mejorar la salud, el IMC y la condición física. En este capítulo, las ventajas y desventajas probadas (o muy probables) de la dieta cetogénica deben mencionarse con mayor precisión.

Ventajas

Nadie se recomendaría a sí mismo una dieta tan especial como la dieta cetogénica, si no trajera numerosos beneficios. Por supuesto, en la parte superior de la lista de estas ventajas deben estar los aspectos físicos que se han confirmado científicamente en varios estudios. Por un lado, esta es la **terapia de ciertas formas de epilepsia**. Además, **la grasa corporal se**

puede disminuir, por lo que en el mejor de los casos se alcanza la figura ideal. Los defensores de la alimentación cetogénica también señalan que el **sistema inmunológico** puede fortalecerse, así como la **función de la tiroides**, **del cerebro y del sistema cardiovascular. El azúcar en la sangre y la presión arterial** se estabilizan de acuerdo a esto en un nivel normal y saludable. Para la mayoría de los puntos mencionados aquí, las investigaciones científicas confiables aún están pendientes.

Desventajas

Casi nada es tan relevante para nuestra vida diaria como la alimentación. Si una filosofía quiere intervenir en esto inmensamente, entonces esto llama lógicamente a numerosos críticos sobre el plan. Aparte de todos aquellos que difícilmente pueden formular más que un rechazo difuso, también hay críticas serias.

Esto incluye la **acidificación del cuerpo**, además, **las toxinas se acumulan en el cuerpo**. El **aliento huele a acetona** porque estas toxinas son exhaladas. También se ha demostrado que la dieta cetogénica puede ser **dañina para los riñones** y producir **cálculos renales**.

Incluso los defensores de la alimentación cetogénica señalan que puede provocar efectos secundarios como **fatiga, falta de concentración, mal aliento y estreñimiento**. Sin embargo, los expertos están en desacuerdo en la cuestión de si estos efectos secundarios se resuelven después de una fase de transición. Sobre todo, debido a la mayor ingesta de ácidos grasos saturados, algunos médicos creen que es probable que **aumenten los niveles de colesterol**.

Cuándo es útil qué tipo de cuidado al cambiar a una dieta cetogénica?

Para cambiar a una alimentación cetogénica, muchos expertos recomiendan consultar con un médico. Sin embargo, no todos los médicos tienen una actitud positiva con respecto a esta dieta, por lo que generalmente no se puede esperar asesoramiento en la fase de preparación. El hecho de que la mayoría de los médicos considere que la dieta cetogénica es apropiada solo para ciertas enfermedades, no implica automáticamente, sin embargo, que esta dieta sea indiscutible o incluso peligrosa. Sin embargo, uno no debería tratar de cambiar su dieta completamente por su cuenta. *Mejor:*

Antes del cambio de alimentación se debería realizar una revisión intensiva con el médico. Esto tiene sentido independientemente de la dieta, por lo que no es necesario explicarlo más a   detalle.

Después de eso, el camino hacia un asesoramiento nutricional merece la pena. En los últimos años, el número de nutricionistas se ha multiplicado. Y, por supuesto, las dietas y ciertas filosofías nutricionales juegan un papel cada vez más importante aquí. Especialmente en los primeros días es importante vivir el cambio en la dieta acompañado por expertos. Un punto de contacto importante es también la farmacia. Aquellos que se alimentan de forma cetogénica pero detectan ciertos síntomas (como se indica más arriba) reciben ayuda específica en la farmacia. Esta se basa en la dieta cetogénica. **Muy importante: El farmacéutico reconoce con descripciones honestas, incluso si ocurren efectos secundarios realmente peligrosos. Entonces la dieta debería ser cambiada otra vez bajo supervisión   médica.**

Atacar la grasa abdominal: La dieta cetogénica apoya su proyecto de esta manera

La dieta cetogénica es relativamente fácil de implementar en comparación con las dietas "normales". Porque con qué otra dieta se permitiría consumir principalmente grasas y carne en grandes cantidades? La dieta ceto atrae con la promesa de que no tiene que preocuparse por períodos de ayuno. Aunque muchos de los componentes de una alimentación convencional no existen en la dieta cetogénica, por otro lado uno puede darse la gran vida en la comida. Es difícil creer que aun así se supone que la dieta cetogénica ayuda a reducir la grasa abdominal, verdad?

Por qué la alimentación cetogénica es una dieta para reducir peso y grasa?

El principio básico de la alimentación cetogénica se mencionó ya anteriormente: Mientras que el cuerpo en la dieta basada en carbohidratos cubre sus necesidades energéticas de ellos (y convierte el excedente en grasa y lo almacena alrededor de la cintura), aquí el proceso funciona a la inversa. Por el hecho de que la comida apenas contiene carbohidratos, el cuerpo cambia a su programa de emergencia. Esto significa por un lado extraer la energía requerida de las grasas dietéticas. Por otro lado, el organismo también recurre a las reservas de grasa almacenadas, que suelen ser extremadamente persistentes. Para los deportistas, este efecto debido a la cetosis es bastante beneficioso. Porque mientras que las "baterías" se cargan con carbohidratos solo de forma limitada antes y durante la actividad deportiva, se ve completamente diferente con la grasa. El cuerpo no tiene manera de almacenar grandes cantidades de carbohidratos, sino, como mucho los convierte en grasa corporal. En la cetosis, el cuerpo ha aprendido de nuevo a utilizar estas reservas de grasa como fuente de energía. Un efecto que por supuesto también puede contribuir a la pérdida de peso. Cuánto tiempo hay que alimentarse según la dieta cetogénica para perder permanentemente la grasa abdominal? Los expertos señalan que el cuerpo necesita un período de unos días, pero a veces hasta dos semanas para cambiar a la dieta cetogénica. Durante este tiempo, la digestión de grasas se realiza principalmente a partir de las grasas comestibles en los alimentos, por lo que las acumulaciones de grasa en el cuerpo aún no se ven reducidas. Estas serán atacadas sólo después de dicho período de acostumbrarse. Pero luego puede ser bastante rápido para que los primeros resultados sean reconocibles y mensurables.

Se recomienda seguir entonces con la dieta durante unas semanas, para que la pérdida de grasa también sea sostenible y no se produzca el efecto yoyo.

A diferencia de los casos en los que se recomienda la dieta cetogénica debido a una enfermedad en particular, sin embargo, el "adelgazamiento con ceto" no debe realizarse por largo tiempo. Debido a que la dieta cetogénica también conlleva el riesgo de que el cuerpo desaprenda el manejo de los carbohidratos. Después de un máximo de dos meses, la dieta debe volver al "programa normal". En la mayoría de los casos, se recomienda un cambio regular entre las dos formas de alimentación, sin embargo se puede encontrar información muy variada sobre la sincronización óptima.

De qué manera conduce la combinación de la alimentación cetogénica y de deporte a mejores resultados?

Especialmente para los atletas, la dieta cetogénica es particularmente ventajosa. Porque, como ya se indicó, el cuerpo humano puede almacenar solo cantidades muy pequeñas de carbohidratos y recuperarlos cuando sea necesario. Sin embargo, una vez que el cuerpo ha aprendido

Recetas para el desayuno

Inicie el día con un sabroso desayuno cetogénico. Verá que hay muchas recetas que puede preparar sin recurrir a los carbohidratos habituales del pan.

Panqueques ceto

Para 2 porciones
Tiempo de preparación: 15 minutos
Nivel de dificultad: fácil
Información nutricional por porción:
Calorías: 209 kcal
Proteína: 12 g
Grasa: 17 g
Carbohidratos: 2 g
Ingredientes:
3 huevos
80 g de queso crema
Preparación:

1. Prepare una masa de los huevos y el queso crema.

2. Fría de la masa en una sartén doce panqueques por ambos lados hasta que estén dorados.

Con estos panqueques va una compota de manzana baja en carbohidratos. Puede aumentar el contenido de grasa agregando mantequilla derretida sobre los panqueques.

Panecillos ceto

Para 3 porciones

Tiempo de preparación: 20 minutos

Nivel de dificultad: fácil

Información nutricional por porción:

Calorías: 144 kcal

Proteína: 8 g

Grasa: 12 g

Carbohidratos: 1 g

Ingredientes:

3 huevos

90 g de queso crema

Preparación:

1. Precaliente el horno de convección a 150 °C (horno normal a 170 °C).

2. Separe los huevos, bata las claras a punto de nieve. Mezcle el queso crema y las yemas de huevo. Incorpore cuidadosamente las claras de huevo batidas.

3. Coloque la mezcla en 9 montoncitos sobre una bandeja para hornear cubierta con papel para hornear y hornéelas por 15 minutos hasta que se doren.

Tortilla de huevo cetogénica con salmón

Para 1 porción

Tiempo de preparación: 15 minutos

Nivel de dificultad: fácil

Información nutricional por porción:

Calorías: 285 kcal

Proteína: 20 g

Grasa: 23 g

Carbohidratos: 1 g

Ingredientes:

2 huevos

30 g de salmón ahumado

10 g de aceite de coco

1 cucharadita de agua

1 pizca de sal

1 pizca de pimienta

1 cucharada de eneldo

1 cucharada de cebollino

Preparación:

1. Pique el eneldo y el cebollino. Mezcle los huevos con sal, pimienta y agua.
2. Caliente el aceite de coco y deje cuajar la masa de huevo en él.
3. Coloque el salmón sobre una mitad de la tortilla, agregue las hierbas y doble la tortilla.

Queso cottage de coco con arándanos

Para 1 porción

Tiempo de preparación: 10 minutos

Nivel de dificultad: fácil

Información nutricional por porción:

Calorías: 362 kcal

Proteína: 12 g

Grasa: 34 g

Carbohidratos: 2 g

Ingredientes:

2 cucharadas de queso cottage

30 g de aceite de coco

20 g de arándanos

unas gotas de saborizante artificial sabor a fruta (Flavour Drops)

4 gotas de estevia

Preparación:

1. Caliente el aceite de coco con los arándanos

hasta que el aceite de coco se haya derretido.

2. Mezcle bien todos los ingredientes.

Pan ceto bajo en carbohidratos

Para 15 rebanadas

Tiempo de preparación: 65 minutos

Nivel de dificultad: fácil

Información nutricional por porción:

Calorías: 145 kcal

Proteína: 12 g

Grasa: 17 g

Carbohidratos: 1 g

Ingredientes:

250 g de queso crema

30 g de mantequilla

45 ml de crema

45 ml de aceite de oliva

4 huevos

90 g de proteína de suero de leche en polvo

3 cucharaditas de cáscara de psyllium

1 cucharadita de bicarbonato de sodio

½ cucharadita de sal

5 gotas de estevia

Preparación:

1. Precaliente el horno de convección a 180 °C (horno normal: 200 °C).

2. Prepare una masa de todos los ingredientes. Vierta la masa en un molde para pastel rectangular y hornee por 50 minutos.

3. Deje enfriar el pan por 10 minutos.

Aguacate con huevo

Para 2 porciones

Tiempo de preparación: 25 minutos

Nivel de dificultad: fácil

Información nutricional por porción:

Calorías: 224 kcal

Proteína: 7 g

Grasa: 20 g

Carbohidratos: 4 g

Ingredientes:

1 aguacate

2 huevos

sal

pimienta

Preparación:

1. Precaliente el horno de convección a 180 °C (horno normal: 200 °C). Parta el aguacate en dos mitades, quite el hueso.

2. Rompa un huevo en cada mitad de aguacate

donde estaba el hueso. Sazone con sal y pimienta.

3. Hornee las mitades de aguacate en una fuente para hornear por 20 minutos.

Jarabe de mantequilla

Para 18 porciones

Tiempo de preparación: 10 minutos

Nivel de dificultad: fácil

Información nutricional por porción:

Calorías: 36 kcal

Proteína:

Grasa: 6 g

Carbohidratos:

Ingredientes:

120 g de mantequilla

120 ml de leche de almendras, sin azúcar

1 pizca de sal marina, fina

1 cucharadita de extracto de vainilla

110 g de polvo de eritritol

Preparación:

1. Derrita la mantequilla y revuélvala hasta que se formen burbujas. Cuando aparezcan manchas marrones, retire la olla del fuego y

agregue el eritritol.

2. Añada la sal, la leche de almendras y el extracto de vainilla.

3. Ponga el jarabe de mantequilla en frascos, ciérrelos y manténgalos en el refrigerador. Este jarabe es adecuado para panqueques, pan ceto o panecillos ceto.

Pan de Pascua

Para 15 rebanadas
Tiempo de preparación: 75 minutos
Nivel de dificultad: fácil
Información nutricional por porción:
Calorías: 92 kcal
Proteína: 12 g
Grasa: 4 g
Carbohidratos: 2 g
Ingredientes:
115 g de harina de almendra
250 g de harina de linaza
300 ml de leche de almendras
4 huevos
35 g de harina de coco
1 paquete de levadura seca
1 cucharadita de sal
1 cucharadita de azúcar
Preparación:

1. Precaliente el horno de convección a 160 °C (horno normal: 180 °C). Haga una masa de todos los ingredientes y déjela reposar durante 60 minutos en un lugar cálido. 2. Amase nuevamente la masa, colóquela en una bandeja para hornear y hornee por unos 50 minutos.

Batido de aguacate y espinacas

Para 1 porción

Tiempo de preparación: 5 minutos

Nivel de dificultad: fácil

Información nutricional por porción:

Calorías: 397 kcal

Proteína: 5 g

Grasa: 37 g

Carbohidratos: 11 g

Ingredientes:

75 g de aguacate

15 g de espinacas frescas

125 ml de agua

125 ml de leche de coco.

1 cucharada de aceite MCT

1 cucharadita de extracto de vainilla

5 gotas de estevia

½ cucharadita de polvo de moringa

Preparación:

1. Corte el aguacate en dos mitades, quite el hueso y retire la pulpa.

2. Mezcle todos los ingredientes en la batidora.

Pan bajo en carbohidratos de microondas

Para 2 porciones.

Tiempo de preparación: 5 minutos

Nivel de dificultad: fácil

Información nutricional por porción:

Calorías: 243 kcal

Proteína: 7 g

Grasa: 23 g

Carbohidratos: 2 g

Ingredientes:

30 g de harina de almendra

20 g de fibras de papa bajas en carbohidratos

1 huevo

30 g de mantequilla

1 pizca de sal

Preparación:

1. Derrita la mantequilla y mézclela, junto con los ingredientes restantes, para obtener una

masa.

2. Coloque la masa en un molde para pastel apto para microondas y hornee en el microondas durante 2 minutos al nivel más alto.

Aros de tocino

Para 2 porciones

Tiempo de preparación: 30 minutos

Nivel de dificultad: fácil

Información nutricional por porción:

Calorías: 325 kcal

Proteína: 20 g

Grasa: 25 g

Carbohidratos: 5 g

Ingredientes:

200 g de tocino

160 g de pimientos

Preparación:

92

1. Precaliente el horno de convección a 180 °C (horno normal: 200 °C). Corte los pimientos en aros.

2. Envuelva los aros con el tocino, colóquelos en una bandeja para hornear y hornéelos por unos 15 minutos.

Waffles de queso cheddar

Para 2 porciones
Tiempo de preparación: 10 minutos
Nivel de dificultad: fácil
Información nutricional por porción:
Calorías: 282 kcal
Proteína: 17 g
Grasa: 22 g
Carbohidratos: 4 g
Ingredientes:
80 g de queso crema
30 g de queso cheddar
3 huevos
1 cucharada de harina de coco
1 cucharadita de polvo para hornear
1 cucharadita de cáscara de psyllium
1 jalapeño
sal
pimienta

Preparación:

1. Mezclar todos los ingredientes en la licuadora para formar una masa para waffles.
2. Hornee los waffles con un molde para hacer waffles.

Con una dieta cetogénica, el almuerzo puede ser muy sabroso. Esto también funciona con pocos carbohidratos. Disfrutar sin pasar hambre, ese es el lema de las siguientes recetas:

Quiche de albahaca

Para 2 porciones
Tiempo de preparación: 90 minutos
Nivel de dificultad: fácil
Información nutricional por porción:
Calorías: 202 kcal
Proteína: 15 g
Grasa: 14 g
Carbohidratos: 4 g
Ingredientes:
Para la base:

30 g de harina de almendra

35 g de harina de linaza

10 g de harina de coco

5 g de semillas de chía

2.5 g de cáscara de psyllium

1 pizca de sal

80 ml de agua

Para *el* *relleno:*

400 g de ricota

4 huevos

3 cebolletas, cortadas en aros

1 manojo de albahaca, picada

80 g de queso parmesano rallado

1 diente de ajo, finamente picado

40 ml de jugo de limón

sal

pimienta

Preparación:

1. Amase bien todos los ingredientes para la masa. Envuelva la masa en un film transparente y déjela reposar durante 30 minutos en el refrigerador.

2. Extienda la masa con el rodillo sobre papel

de hornear, colóquela en el molde engrasado y
forme un borde.
3. Mientras la masa está en reposo, mezcle bien
todos los ingredientes para el relleno. Extienda
el relleno sobre la base. Precaliente el horno de
convección a 180 °C (200 °C en horno normal)
y hornee el quiche durante 30 minutos.

Salsa boloñesa

Para   8   porciones

Tiempo   de   preparación: 60   minutos

Nivel   de   dificultad: fácil

Información   nutricional   por   porción:

Calorías: 220   kcal

Proteína: 8   g

Grasa: 20   g

Carbohidratos: 2   g

Ingredientes:

500   g   de   carne   molida   de   res

400   g   de   salchicha   para   freír

400   g   de   tomates   para   pizza

500   g   de   tomates   pasados

100 g de tocino, cortado en trozos pequeños

250   ml   de   caldo   vegetal

2   cebollas,   picadas

1   diente   de   ajo,   finamente   picado

10   g   de   aceite   de   coco

4 cucharadas de crema doble

2 cucharadas de mantequilla

2 hojas de laurel

1 cucharada de orégano

1 cucharada de tomillo

1 cucharada de perejil

½ cucharadita de nuez moscada, rallada

½ cucharadita de estevia

½ cucharadita de canela

sal

pimienta

Preparación:

1. Caliente el aceite de coco y fría la cebolla, el ajo y el tocino en él. 2. Exprima la carne de salchicha de la piel y agréguela junto con la carne molida en la sartén a las cebollas. Añada las especias. Mezcle todo bien y fría durante unos 8 minutos. 3. Agregue 3 tomates para pizza, los tomates en puré y el caldo y cocine a fuego lento durante 10 minutos. Agregue los ingredientes restantes.

Espárragos envueltos en tocino

Para 2 porciones

Tiempo de preparación: 30 minutos

Nivel de dificultad: fácil

Información nutricional por porción:

Calorías: 256 kcal

Proteína: 14 g

Grasa: 20 g

Carbohidratos: 5 g

Ingredientes:

500 g de espárragos

100 g de tocino

20 ml de aceite de coco

sal

pimienta

Preparación:

1. Pele los espárragos. Envuelva cada tres espárragos con una rebanada de tocino y

colóquelos en una charola engrasada con aceite de   coco.

2. Precaliente el horno a 150 °C (horno normal: 170 °C) y hornee los espárragos durante 20 minutos.

Pechuga de pollo rellena

Para 3 porciones
Tiempo de preparación: 60 minutos
Nivel de dificultad: fácil

Información nutricional por porción:

Calorías: 508 kcal

Proteína: 64 g

Grasa: 27 g

Carbohidratos: 2 g

Ingredientes:

600 g de filete de pechuga de pollo
80 g de queso cheddar, rallado
1 tomate
120 g de mozzarella
½ manojo de albahaca, picada

sal

pimienta

Preparación:

1. Corte el tomate y el mozzarella en rebanadas.

Haga cortes a lo ancho en los filetes de pechuga de pollo cada 2 cm e inserte alternativamente el tomate y el mozzarella en los cortes. 2. Engrase un molde para hornear. Agregue la pechuga de pollo y sazone con albahaca, sal y pimienta. Espolvoree encima el queso cheddar. 3. Precaliente el horno de convección a 180 °C (horno normal: 200 °C) y hornee la pechuga de pollo durante 40 minutos.

Filete de salmón con yogur

Para 3 porciones

Tiempo de preparación: 40 minutos

Nivel de dificultad: fácil

Información nutricional por porción:

Calorías: 124 kcal

Proteína: 28 g

Grasa: 12 g

Carbohidratos: 3 g

Ingredientes:

350 g de filete de salmón

150 g de yogur cremoso griego

1 diente de ajo picado

1 cucharada de aceite de oliva

1 cucharadita de cáscara de limón rallada

½ cucharadita de sal

eneldo

romero

tomillo

Preparación:

1. Sale el salmón. Engrase una cazuela con aceite de oliva y ponga los filetes en ella.

2. Espolvoree ajo y hierbas sobre el salmón. Precaliente el horno a 180 °C (horno de convección: 160 °C) y hornee el salmón durante 20 minutos.

3. Mezcle el yogur con la ralladura de limón y sirva con el salmón.

Panqueques de salmón y queso

Para 2 porciones
Tiempo de preparación: 20 minutos
Nivel de dificultad: fácil
Información nutricional por persona:
Calorías: 300 kcal
Proteína: 21 g
Grasa: 23 g
Carbohidratos: 2 g
Ingredientes:
Para los panqueques:
80 g de queso crema
3 huevos
Para el relleno:
85 g de salmón ahumado
40 g de queso crema
Preparación:
1. Prepare una masa del queso crema y de los

huevos y hornee los panqueques en una sartén antiadherente.

2. Extienda el queso crema sobre los panqueques, coloque el salmón encima y enrolle todo.

Sartén de camarones con calabacín

Para 2 porciones

Tiempo de preparación: 25 minutos

Nivel de dificultad: fácil

Información nutricional por porción:

Calorías: 138 kcal

Proteína: 24 g

Grasa: 2 g

Carbohidratos: 7 g

Ingredientes:

220 g de camarones

2 calabacitas pequeñas

1 diente de ajo picado

2 cucharadas de jugo de limón

2 cucharadas de aceite de oliva

45 ml de vino blanco

1 pizca de hojuelas de chile

sal

pimienta

Preparación:

1. Corte los calabacines en espaguetis con el cortador en espiral. Caliente el aceite de oliva en la sartén. Fría en él los camarones y el ajo y sazone con sal y pimienta. 2. En otra sartén lleve a ebullición el vino con el jugo de limón y las hojuelas de chile. Agregue los calabacines y cocine a fuego lento durante 2 minutos. Sirva los calabacines en los platos y agregue los camarones.

Muslos de pollo crujientes

Para 6 porciones

Tiempo de preparación: 60 minutos

Nivel de dificultad: fácil

Información nutricional por porción:

Calorías: 270 kcal

Proteína: 27 g

Grasa: 17 g

Carbohidratos: 2 g

Ingredientes:

6 muslos de pollo

20 ml de aceite de oliva

1 cucharadita de sal

1 cucharadita de pimentón en polvo

1 cucharadita de curry en polvo

1 cucharadita de comino

½ cucharadita de polvo para hornear

½ cucharadita de pimienta

½ cucharadita de cilantro

½ cucharadita de pimienta de cayena

½ cucharadita de cardamomo

1 pizca de bicarbonato de sodio
1 pizca de pimienta de Jamaica, molida

Preparación:

1. Mezcle todas las especias con el aceite de oliva. Coloque los muslos de pollo sobre una bandeja para hornear y úntelos con la mezcla de especias.
2. Precaliente el horno de convección a 180 °C (horno normal: 200 °C) y hornee los muslos de pollo durante 50 minutos.

Albóndigas de sésamo con menta

Para 3 porciones
Tiempo de preparación: 25 minutos
Nivel de dificultad: fácil
Información nutricional por porción:
Calorías: 423 kcal

Proteína: 35 g

Grasa: 31 g

Carbohidratos: 1 g

Ingredientes:

500 g de carne picada mezclada
10 g de sésamo
1 huevo
1 puñado de hojas de menta fresca
sal
pimienta

aceite   de   oliva

Preparación:

1. Prepare de todos los ingredientes excepto la menta una masa y forme albóndigas de ella. 2. Caliente el aceite de oliva y fría las albóndigas por ambos lados. Sirva con hojas de menta.

Salmón sobre una cama de calabacines

Para 2 porciones

Tiempo de preparación: 40 minutos

Nivel de dificultad: fácil

Información nutricional por porción:

Calorías: 232 kcal

Proteína: 30 g

Grasa: 8 g

Carbohidratos: 10 g

Ingredientes:

250 g de filete de salmón

1 cebolla, cortada en cubitos

1 calabacín pequeño

1 limón

2 tomates

1 cucharada de aceite de oliva

1 diente de ajo, cortado en cubitos

eneldo

tomillo

romero

sal

pimienta

Preparación:

1. Forme dos tazones de papel de aluminio. Corte el calabacín y el limón en rebanadas y rellene los tazones con ellos.
2. Ponga el salmón encima. Pique los tomates y extiéndalos sobre el salmón, junto con la cebolla y el ajo. Sazone con sal, pimienta y las hierbas y cierre los tazones de aluminio.
3. Precaliente el horno de convección a 150 °C (horno normal: 170 °C) y hornee el salmón durante 20 minutos.

Barquitos de calabacín con atún

Para 2 porciones
Tiempo de preparación: 25 minutos
Nivel de dificultad: fácil

Información nutricional por porción:

Calorías: 281 kcal
Proteína: 32 g
Grasa: 13 g
Carbohidratos: 9 g

Ingredientes:

2 calabacitas pequeñas
200 g de tomates
150 g de atún
70 g de queso cheddar, rallado
1 cebolla pequeña, picada
1 diente de ajo, cortado en cubitos
sal
pimienta

Preparación:

1. Corte longitudinalmente por la mitad los calabacines y extraiga la pulpa. Sazone con sal y pimienta.

2. Deje escurrir el atún. Corte en cuadritos los tomates. Extienda el atún, los tomates, la cebolla, el ajo y el queso sobre las mitades de los calabacines.

3. Precaliente el horno de convección a 180 °C (horno normal a 200 °C) y hornee los calabacines durante 20 minutos.

Pizza de coliflor

Para 4 porciones
Tiempo de preparación: 25 minutos
Nivel de dificultad: fácil

Información nutricional por porción:

Calorías: 244 kcal

Proteína: 20 g

Grasa: 16 g

Carbohidratos: 5 g

Ingredientes:

1 coliflor (unos 700 g)
200 g de mozzarella, rallada
30 g de queso parmesano, rallado
1 huevo
½ cucharada de hierbas italianas

unas   ramitas   de   albahaca   fresca

Preparación:

1. Corte la coliflor al tamaño de granos de arroz. Esto funciona mejor con el procesador de alimentos. Mezcle con la mitad del mozzarella y los   otros   ingredientes.
2. Extienda la mezcla en una hoja de papel para hornear y hornee en el horno de convección precalentado a 180 °C (horno normal: 200 °C) durante 10 minutos. Espolvoree el mozzarella restante sobre él y hornee por otros 10 minutos.

Recetas cetogénicas para la cena

Termine el día con una sabrosa cena cetogénica. Las recetas son fáciles de preparar y convencen por su variedad.

Muffins de huevos y tocino

Para 1 porción

Tiempo de preparación: 25 minutos

Nivel de dificultad: fácil

Información nutricional:

Calorías: 251 kcal

Proteína: 25 g

Grasa: 15 g

Carbohidratos: 4 g

Ingredientes:

1   huevo

14   g   de   tocino

¼   pimiento,   cortada   en   cubitos

sal

pimienta

Preparación:

1. Forre los moldes de silicona para muffins con el tocino. Rompa el huevo sobre el tocino y esparza encima el pimiento picado, la sal y la pimienta.

2. Precaliente el horno de convección a 180 °C (horno normal: 200 °C). Hornee los muffins durante   20   minutos.

Nidos de huevos

Para 2 porciones
Tiempo de preparación: 10 minutos
Nivel de dificultad: fácil
Información nutricional por porción:
Calorías: 330 kcal
Proteína: 30 g
Grasa: 20 g
Carbohidratos: 5 g

Ingredientes:

2 huevos
25 g de tocino
45 g de tomates en racimos, cortados en cubitos
30 g de mozzarella, rallada
15 g de crema fresca
5 g de aceite de nuez

cebolleta   picada

hojuelas   de   chile

sal

pimienta

Preparación:

1. Bata los huevos y mézclelos con la crema fresca y los tomates. Ponga el aceite de nuez en una sartén y fría el tocino en él. 2. Coloque anillos de silicona alrededor del tocino en la sartén. Extienda la mezcla de huevos en los anillos y espolvoree con mozzarella, cebollino y especias. Deje cuajar hasta que la mozzarella se haya derretido.

Magdalenas de espárragos

Para 8 porciones
Tiempo de preparación: 35 minutos
Nivel de dificultad: fácil

Información nutricional por porción:

Calorías: 160 kcal
Proteína: 10 g
Grasa: 13 g
Carbohidratos:

Ingredientes:

200 g de espárragos frescos
120 g de queso crema
8 huevos
45 ml de crema
60 g de mozzarella, rallada

20 g de queso parmesano, rallado

sal

pimienta

Preparación:

1. Pele los espárragos y córtelos en trozos pequeños. Mezcle el queso crema, los huevos, la crema, el queso parmesano y las especias y coloque la masa en moldes de silicona para muffin engrasados.

2. Extienda los espárragos encima y cúbralos con la mozzarella. Precaliente el horno de convección a 160 °C (horno normal: 180 °C) y hornee los muffins durante 20 minutos.

Pizza de atún

Para   4   porciones
Tiempo   de   preparación: 20   minutos
Nivel   de   dificultad: fácil

Información nutricional por porción:

Calorías: 166   kcal
Proteína: 15   g
Grasa: 11   g
Carbohidratos: 2   g

Ingredientes:

150   g   de   atún   en   aceite
50   g   de   tocino
1   huevo
30   g   de   queso   cheddar,   rallado
30   g   de   pimiento,   cortado   en   cubitos

100 g de achicoria, cortada en aros
1 cebolla, cortada en cubitos

Preparación:

1. Deje escurrir el atún y mézclelo con el huevo. Saltee el tocino, la cebolla y las verduras en una sartén antiadherente durante 5 minutos. Precaliente el horno de convección a 160 °C (horno normal: 180 °C).
2. Reparta la mezcla de atún sobre una bandeja para hornear cubierta con papel de hornear y extienda la mezcla de vegetales sobre ella. Espolvoree el queso encima.
3. Hornee la pizza durante unos 15 minutos.

Brochetas de camarones

Para 2 porciones
Tiempo de preparación: 20 minutos
Nivel de dificultad: fácil

Información nutricional por porción:

Calorías: 104 kcal

Proteína: 23 g

Grasa: 2 g

Carbohidratos: 1 g

Ingredientes:

225 g de camarones

1 cucharada de jugo de limón

hojuelas de chile

sal

pimienta

Preparación:

1. Ponta los camarones en brochetas de madera y rocíelos con el jugo de limón.

2. Espolvoréelos con las especias y fría los

pinchos en una sartén antiadherente por ambos lados.

Rollos de pizza

Para   2   porciones
Tiempo   de   preparación: 40   minutos
Nivel   de   dificultad: fácil
Información   nutricional   por   porción:
Calorías: 488   kcal
Proteína: 35   g
Grasa: 36   g
Carbohidratos: 6   g
Ingredientes:
180 g de requesón, 40 por ciento de grasa
180   g   de   queso   Edam,   rallado
60   g   de   tomates   pasados
10   g   de   rúcula
3   huevos

2 cebolletas, cortadas en aros

1 loncha de jamón cocido, cortado en trozos

sal

pimienta

Preparación:

1. Prepare una masa de los huevos y dos tercios del Edam. Extienda la masa sobre una bandeja para hornear cubierta con una hoja de papel de hornear. Hornee a 180 °C en el horno de convección (horno normal: 200 grado) durante 10 minutos.

2. Sazone los tomates, distribúyalos sobre la masa. Añada las cebollas y el jamón cocido encima. Espolvoree el queso restante sobre ellos. Hornee durante otros 10 minutos, deje enfriar brevemente. Arregle la rúcula encima. Enrolle y sirva en rebanadas.

Berenjenas con tomate y mozzarella

Para 2 porciones
Tiempo de preparación: 60 minutos
Nivel de dificultad: fácil

Información nutricional por porción:

Calorías: 225 kcal
Proteína: 16 g
Grasa: 13 g
Carbohidratos: 11 g

Ingredientes:

2 berenjenas
2 tomates
120 g de mozzarella
2 cucharadas de aceite de oliva

hierbas   italianas

sal

hojas   frescas   de   albahaca

Preparación:

1. Corte las berenjenas en forma de abanico y sálelas. Corte la mozzarella y los tomates en rebanadas y colóquelos alternativamente en los abanicos de berenjenas.
2. Cubra las rodajas de mozzarella con hojas de albahaca. Espolvoree las hierbas encima.
3. Precaliente el horno de convección a 150 °C (horno normal: 170 °C). Cepille el molde para hornear con aceite, coloque los abanicos de berenjena en él y hornee por 40 minutos.

Mini pizza con berenjenas

Para   12   pizzas

Tiempo   de   preparación: 25   minutos

Nivel de dificultad: fácil

Información nutricional por pizza:

Calorías: 43 kcal

Proteína: 3 g

Grasa: 3 g

Carbohidratos: 1 g

Ingredientes:

100 g de tomates

70 g de champiñones

1 berenjena

25 g de pasta de tomate concentrado

120 g de mozzarella, rallada

1 chile

1 cucharada de hierbas italianas

2 cucharadas de aceite de oliva

sal

pimienta

Preparación:

1. Corte la berenjena en rebanadas, sale las rebanadas de ambos lados, colóquelas en una bandeja cubierta con papel de hornear y hornee en un horno de convección precalentado a 180 °C (horno normal: 200 °C) durante 10 minutos.

2. Corte los tomates, los champiñones, la mozzarella y el chile en trozos pequeños y distribúyalos uniformemente sobre las rebanadas de berenjena. Hornee por otros 10 minutos.